Te $\frac{93}{12}$

MALADIE DU FOIE

CALCULS BILIAIRES — HYDROPISIE

PAR

Le docteur SARRAMÉA

AVEC PLANCHE

BORDEAUX

IMPRIMERIE GÉNÉRALE DE Mme CRUGY
rue et hôtel Saint-Siméon, 16.

1856

HYPERTROPHIE DU FOIE

ASCITE ET ANASARQUE CONSÉCUTIVES

TRAITEMENT PAR LE SUC D'OIGNONS, LA PRIVATION DE BOISSONS
ET LA DIÈTE LACTÉE;

EXPULSION DE 75 CALCULS BILIAIRES

RÉUNIS EN FORME D'ÉPI DE MAÏS;

SANTÉ CONSIDÉRABLEMENT AMÉLIORÉE;

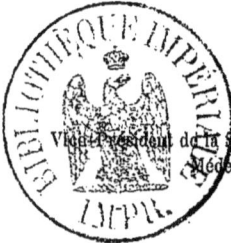

Par le docteur J. SARRAMÉA

Vice-Président de la Société de Médecine, Chirurgien des Hospices des Enfants et des Vieillards,
Médecin de la Maison centrale des jeunes détenus de Bordeaux.

※

BORDEAUX

IMPRIMERIE GÉNÉRALE DE Mme CRUGY

rue et hôtel Saint-Siméon, 16.

1856

OBSERVATION

D'HYPERTROPHIE DU FOIE

———⋆———

I

Symptômes subits d'irritation de cet organe. — Anasarque générale et ascite consécutives. — Expulsion par les selles de soixante-quinze calculs biliaires réunis en forme d'épi de maïs. — Amélioration considérable.

55 ans, cheveux blonds-châtains, peau blanche et fine, grande et belle corpulence, susceptibilité nerveuse très-développée, exquise sensibilité morale : tel est le portrait de Mme de N....., sujet de mon observation. Affectée, à l'âge de 14 ans, d'une fièvre typhoïde dont elle se rétablit rapidement, Mme de N..... fut réglée dès cette époque, et eut, depuis, toujours des menstrues très-abondantes.

Plus tard, mariée, elle fut mère et nourrice de deux enfants, aujourd'hui hommes faits, d'une robuste constitution. Elle touchait à ses 28 ans, lorsqu'après avoir éprouvé de vives peines morales, elle commença à

ressentir du côté du foie quelques douleurs légères, occasionnant parfois des vomissements, et plus souvent de la diarrhée. Boissons tempérantes; sangsues; cataplasmes, vésicatoires volants, eaux de Vichy, furent les moyens de traitement mis en œuvre pour combattre cet état, qui
dura de 1829 à 1834. A cette époque, un séjour de quelques semaines à
Vichy procura une notable amélioration. Néanmoins, le foie restait encore sensible et volumineux. Les antiphlogistiques et la diète blanche,
longtemps employés, ne purent remédier à cet engorgement.

C'était en 1836. Un des médecins distingués dont s'honorera toujours le
corps médical de la Gironde, le docteur Canihac, consulté, prescrivit une
alimentation substantielle et un nouveau voyage aux eaux de Vichy. Ces
prescriptions furent suivies, et Mme de N..... s'en trouva fort bien, ne souf-
frit plus et se crut complètement guérie, bien que son foie fût encore
d'un volume anormal.

Le dernier de ses fils avait 14 ans, lorsque, en 1837, Mme de N.....
devint enceinte et accoucha d'un enfant de 7 mois; né viable, mais excessivement délicat, et qui succomba quelques mois plus tard.

Promptement remise de ses couches, Mme de N..... vit sa santé se
maintenir très-bonne et n'être troublée par aucune recrudescence de ses
anciennes douleurs hépatiques. En 1847, advint l'âge critique de la mé-
nopause. Alors eurent lieu d'abondantes pertes utérines, qui furent suivies
de troubles notables dans les fonctions de la circulation, tels que palpita-
tions, violentes douleurs précordiales, dyspnée, etc. Cet état fut victo-
rieusement combattu par les ferrugineux unis à la digitale, les révulsifs
cutanés et un régime analeptique. Ses forces recouvrées, Mme de N.... put
exécuter de grands voyages en Normandie, en Languedoc, et cela sans en
éprouver la moindre fatigue, malgré une certaine polysarcie abdominale.

Il y a deux ans seulement, quelques coliques intestinales avec diarrhée exigèrent l'emploi temporaire de moyens antiphlogistiques et d'o-
piacés, qui en triomphèrent rapidement. Depuis lors, Mme de N.....
jouissait d'une excellente santé, lorsque, le 9 janvier dernier, s'étant
baissée, elle sentit en se relevant une douleur excessivement vive dans
l'hypocondre droit, douleur qui fut accompagnée de vomissement d'un liquide bilieux. Appelé auprès de la malade, je la trouvai couchée; la
physionomie grippée par la douleur, le teint et la sclérotique un peu jaunes;
la peau chaude; le pouls petit, concentré et rapide, la langue sèche, la

soif ardente, la région hépatique très-sensible au toucher, le foie très-volumineux, tout l'abdomen endolori. Point d'ictère, point de douleur à l'épaule, ni au sein droit, point de sensation de crépitation vers la vésicule biliaire. Eussé-je pensé que cette poche membraneuse était remplie de calculs, qu'il m'eût été impossible de produire entre eux la moindre collision, les parois abdominales étant trop épaisses et trop sensibles pour permettre à la main d'arriver, par une pression intense, à ce résultat signalé par Petit. Donc, en présence des symptômes existants, sans pouvoir me rendre un compte exact de la nature du mal, dont le siége était bien le foie, tout en songeant aux causes diverses qui pouvaient le produire, causes parmi lesquelles n'étaient pas oubliées les concrétions biliaires, je m'attachai à combattre d'abord le phénomène douleur comme expression d'une vive irritation, et j'eus recours immédiatement aux antiphlogistiques directs et aux anodins. Des sangsues furent appliquées d'abord *loco dolenti;* des frictions au chloroforme et à l'opium, des cataplasmes, leur vinrent ensuite en aide. A l'intérieur, boissons tempérantes, potions calmantes, lavements laudanisés, diète. Après huit à dix jours de l'emploi de ces moyens, les douleurs hépatiques se calmèrent, la fièvre céda ; mais l'hyper-hépatotrophie de vieille date persista, l'abdomen sembla prendre du développement, les membres inférieurs s'œdématièrent, et bientôt je constatai la présence d'un liquide dans la cavité péritonéale. Après avoir pris quelques purgatifs, la malade quitta la campagne et vint à Bordeaux, où il me fut permis de la suivre de plus près. Nous étions au 3 février. Apyrexie complète, tube digestif sain, appétit et digestion normale, sommeil parfait; anasarque ayant fait d'immenses progrès, épanchement péritonéal considérablement augmenté. J'avais déjà prescrit, quelques jours à l'avance, comme base du traitement, les boissons diurétiques, l'eau de Vichy, les purgatifs, scille, scammonée et rhubarbe. Je crus devoir insister encore sur l'emploi de ces moyens. La malade urinait assez abondamment, elle avait chaque jour deux ou trois selles, et cependant nous arrivions au 11 mars sans avoir obtenu la moindre amélioration. Les membres inférieurs avaient acquis un volume et une dureté effrayants. L'œdème du tissu cellulaire sous-cutané abdominal et lombaire était à son apogée ; le flot du liquide intra-péritonéal montait à vue d'œil ; les urines non albumineuses, quoique abondantes, ne l'étaient pas cependant en raison des boissons ingérées ; la perspiration cutanée était nulle. En présence d'un mal si grave et si avancé, je crus devoir me tourner vers d'autres armes thérapeutiques. L'anasarque générale et l'ascite, symptômes prédominants, furent mon point de mire. Je choisis pour les combattre le traitement préconisé par M. Serres, d'Alais, dans le *Bulletin général de thérapeutique*, tome XLV, page 30, et qu'il résume en ces mots :

« 1º Mettre l'organe sécréteur des urines à la diète par l'abstinence de
» toute boisson ; 2º l'exciter légèrement avec l'oignon ; 3º nourrir le corps
» avec le lait, sa nourriture première, sans l'irriter. Telle est la triple indi-
« cation merveilleusement remplie par le régime que nous proposons toutes
» les fois qu'on voudra combattre l'œdème général, l'anasarque. Quelle
» qu'en soit la cause, si les désordres sont encore réparables, et quelque
» avancé que soit le degré d'anémie qui souvent vient les compliquer,
» pourvu que le malade résiste au besoin de boire et à celui d'ajouter d'au-
» tres aliments à ce régime, nous en garantissons l'efficacité. En cas d'in-
» succès complet de ce traitement, suivi religieusement pendant un mois,
» on peut pronostiquer une terminaison fâcheuse. »

Partant de ces données, je proposai à Mme de N..... ce traitement sévère et bizarre au premier coup d'œil, mais qui, cependant, satisfait la raison. Trois soupes au lait sucrées, chaque jour ; avant chaque soupe, une cuillerée à bouche de jus d'oignon blanc cru ; privation complète de toute boisson : telle fut ma prescription.

Accepté avec ce courage que donne le désir de recouvrer la santé, ce traitement fut commencé le 11 mars. Dès les premiers jours, la quantité des urines fut la même qu'à l'époque où Mme de N..... faisait usage de boissons diurétiques abondantes. Bientôt cette quantité augmenta, et, le huitième jour, se manifesta une diminution notable dans le volume et la dureté des membres inférieurs. Les selles étaient normales, le sommeil bon, le ventre indolent. La malade, heureuse du mieux dont elle était témoin, redoublait de courage dans l'exécution rigoureuse de son régime. Dix jours s'étaient écoulés, lorsque de vives douleurs se manifestèrent dans le flanc gauche, accompagnées de ténesme intolérable et d'expulsion de quelques rares matières fécales. Mandé auprès de la malade, je la trouvai en proie à de violentes coliques, et se plaignant d'avoir la dyssenterie. Point de fièvre, point de douleurs hépatiques. Prescription : potion calmante fortement opiacée à prendre par cuillerée à bouche toutes les

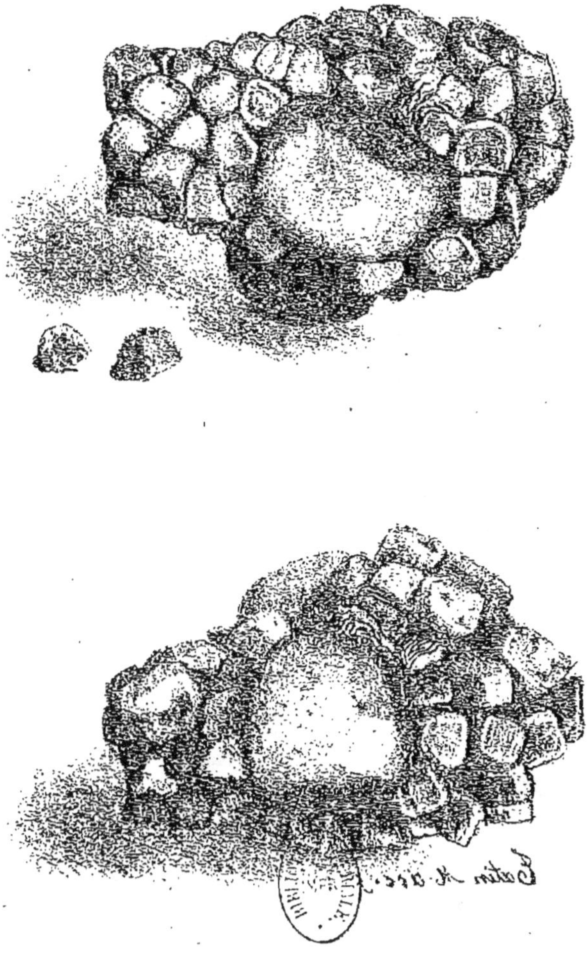

Lith. Laborie, Vidal, succ.r

demi-heures jusqu'à cessation de la douleur. Il était six heures du soir au moment de ma visite. Le lendemain matin, je revis ma malade : au lieu d'une physionomie où se peignait, la veille, la douleur, elle avait un air calme et satisfait, et me dit, en souriant : Vous m'avez donné une potion merveilleuse ; je ne souffre plus ; je suis guérie ; je crois que j'ai rendu une pierre, voyez ! Et au même instant j'eus sous les yeux la pièce remarquable dont on se rendra parfaitement compte en examinant attentivement le dessin ci-joint, habilement exécuté d'après nature (1). Au lieu d'une pierre, je vis réunis, en forme d'épi de maïs, soixante-quinze calculs agglutinés entre eux au moyen d'une mince couche de matière fécale. Au premier coup d'œil, ils me présentèrent l'aspect des concrétions biliaires décrites par les auteurs, et notamment de celles que j'avais eu l'occasion de rencontrer moi-même, soit dans les canaux hépatiques, soit dans la vésicule biliaire, lors de mes nombreuses autopsies dans les hôpitaux de Paris. Deux de ces concrétions sont de la grosseur d'une petite noix, les autres ont le volume d'un beau grain de maïs ; leur forme est celle d'une pyramide à quatre pans, à surface lisse, à arêtes mousses et sommet tronqué ; leur couleur, jaunâtre à l'extérieur, blanchâtre intérieurement. Deux échantillons, confiés pour être analysés à mon excellent collègue M. Mailho, ont présenté les caractères suivants : ils se sont brisés avec la plus grande facilité, et, soumis à l'action de l'alcool bouillant, s'y sont dissous en grande partie, offrant pour résidu une matière jaunâtre. En se refroidissant, l'alcool a laissé cristalliser un grand nombre de paillettes blanches de cholestérine. C'était donc bien là le calcul biliaire, à ne pas s'y méprendre.

Après cette digression chimique, je reviens à ma malade, à laquelle, j'en suis certain, s'intéressent tous mes lecteurs. Ces concrétions nombreuses expulsées en bloc en une seule selle, pouvais-je me dire : *Sublatâ causâ tollitur effectus?* Me fallait-il renoncer immédiatement au traitement institué depuis dix jours, et attendre, spectateur inactif, la disparition spontanée de l'anasarque et de l'ascite encore très-considérable? Assurément l'obstacle qui venait d'être détruit suffisait bien pour expliquer ces symptômes,

(1) *Explication de la planche.* — Les deux principales figures représentent les deux moitiés de l'épi de calculs biliaires. On voit dans les deux autres figures la forme et le volume de deux petits calculs qui se sont détachés du faisceau par suite de la dessiccation.

et j'avais sous les yeux une merveilleuse preuve de la puissance médicatrice de la nature. Devais-je me confier entièrement à elle pour compléter la guérison de ma malade ? Devais-je essayer de lui venir en aide en insistant sur mes prescriptions ? Mme de N..... désirait ardemment ce dernier parti ; son organisme ne souffrait en rien du régime sus-mentionné ; je pensai qu'il devait être continué, et vingt-trois jours encore il fut rigoureusement suivi. Durant ce temps, l'amélioration marcha à grands pas ; le bien-être survenu aussitôt après l'expulsion de l'épi de cholélithes ne se démentit pas un seul instant ; plus de coliques, pas la moindre concrétion biliaire dans les selles, désormais normales ; l'anasarque diminua sensiblement, et, le 10 avril, les membres inférieurs étaient revenus à leur forme normale ; le ventre, encore volumineux, était souple, l'œdème de ses parois dissipé, la marche facile. La malade put sortir à pied deux jours après. Aujourd'hui remise peu à peu à un régime plus substantiel, Mme de N..... voit sa convalescence se consolider, et dans peu elle repartira pour la campagne, en attendant que la saison lui permette de se rendre à Vichy, car le foie est toujours hypertrophié.

II.

Réflexions.

Si j'avais eu la douleur de voir succomber ma malade après l'expulsion de son énorme masse de calculs biliaires, si la mort m'eût initié aux secrets de ses coups dans une lugubre autopsie, je pourrais aujourd'hui dire exactement à mes confrères comment et par où s'est vidée cette abondante carrière de cholélithes ; je leur montrerais, le scalpel et le microscope à la main, toutes les lésions trouvées dans les organes, toutes leurs altérations, et, complétant, au point de vue de la science, mon observation par ces détails d'anatomie pathologique, j'arriverais, en fin de compte, à cette conclusion bien triste pour le médecin, plus triste encore pour l'humanité : *maladie incurable.*

Grâces à Dieu, je suis dispensé de ce pénible office. Mme de N... est repartie depuis le 28 avril pour sa campagne ; elle s'y est rendue en voiture, sans éprouver la moindre fatigue du voyage : aujourd'hui elle est tellement bien, que je pourrais la dire guérie, si je voulais me servir de ses propres expressions, et ne pas m'en tenir, vis-à-vis de mes lecteurs, à cette rigoureuse vérité qui doit être toujours le cachet de la saine observation.

Donc, amélioration considérable dans sa santé, tel est l'état actuel de Mme de N....

Comment a été obtenu ce résultat, où se sont formés ces nombreux calculs, en quel lieu se sont-ils réunis, par quelles voies sont-ils arrivés jusqu'au rectum ? Le traitement mis en œuvre a-t-il contribué à leur expulsion et à la disparition de l'ascite et de l'anasarque ? Autant de questions faciles à se poser, mais moins faciles à résoudre.

Toutefois, je suis loin d'être soucieux de ces difficultés. Sans vouloir m'inscrire en faux contre la pensée du poète, *felix qui potuit rerum cognoscere causas !* j'aime bien mieux, dans le cas actuel, ne pas savoir parfaitement comment ma malade a guéri, que d'avoir été instruit à fond, par une nécropsie, des causes de sa mort.

Quoi qu'il en soit, l'étude des faits ayant avec celui qui m'occupe quelque point de contact, la symptomatologie, les phénomènes de physiologie pathologique et la pièce de conviction présentés par ma malade, voilà des bases sur lesquelles il me semble permis de fonder quelques explications admissibles, sinon irrécusables.

Si je me demande donc dans quel organe se sont accumulées ces concrétions, instruit par l'observation d'autrui et par ce que j'ai vu souvent moi-même, je dis que, probablement, la vésicule biliaire a été comme leur matrice. Sans doute, les calculs peuvent se former dans toutes les voies parcourues par la bile et même dans le foie ; mais, ici, leur nombre et la façon dont ils ont été chassés de l'organisme me font penser qu'il n'en a pas été ainsi. Développés dans la vésicule aux dépens d'une bile altérée provenant d'un foie hypertrophié, peut-être quelques-uns existaient-ils déjà depuis longtemps sans fatiguer la malade, et n'est-ce qu'au moment où cet organe s'est enflammé qu'ils se sont produits en plus grand nombre. Chacun sait qu'il n'est pas rare de trouver des calculs de vieille date chez des femmes âgées qui jamais n'en avaient été fatiguées et qui ont succombé à toute autre affection. La Salpêtrière a fourni de fréquentes observations de ce genre. Quant au nombre de ces cholélithes, la vésicule en contient ordinairement plus d'une, et nous voyons Morgagni rapporter que Storck-Faschius en aurait trouvé 3,646 dans la vésicule du fiel d'un gladiateur. J'ai lu, dans les Consultations de Vieussens, qu'en l'année 1693, une dame en rendit plus de 200. Sans remonter aussi loin, à propos de mon observation, plusieurs de mes honorables collègues ont communiqué récemment à la Société de Médecine la constatation, en diverses autopsies, de la présence de nombreux calculs dans la vésicule biliaire. Ces productions anormales ne sont donc pas ordinairement solitaires, et pourtant en rencontrer un très-grand nombre n'est pas chose non plus très-commune. En venant se ranger parmi les faits de ce genre déjà connus, celui dont je m'occupe se présente avec cette circonstance toute particulière et inouïe, que, sans avoir donné aucun des signes pathognomoniques de leur existence, les concrétions dont était porteur Mme de N.... ont été expulsées en une seule selle, après s'être réunies en forme d'épi de maïs, et qu'une amélioration considérable dans la santé est survenue ensuite. Comment la vésicule s'est-elle débarrassée de ces hôtes incommodes ; quelle a été leur voie de déménagement ?

Si le lecteur veut bien se rappeler la vive douleur éprouvée, le 9 janvier dernier, par Mme de N.... ; s'il songe que cette vive douleur, combattue par les antiphlogistiques et les anodins, ne s'est calmée au bout de dix jours que pour être remplacée par l'anasarque des membres inférieurs et l'épanchement intra-péritonéal ; édifié par ces souvenirs, il pensera peut-être, avec moi, qu'à cette époque, fatiguée par les corps étrangers dont elle était déjà peuplée, la vésicule irritée a vu leur nombre augmenter, puis ses parois s'enflammer et contracter des adhérences avec une portion de l'intestin, probablement du colon, à mon avis.

Cette cholécystite adhésive se serait terminée plus tard par une perforation à travers laquelle les concrétions auraient voyagé vers l'intestin. Cette hypothèse me paraît d'autant plus vraisemblable, que l'ictère ne s'étant point montré, il est rationnel de penser que les conduits biliaires sont restés perméables. De plus, bien que Richter dise avoir vu un canal cholédoque renfermant un calcul pesant 105 grammes, je considère, avec MM. Bouillaud et Cruveillier, comme très-rares, les cas dans lesquels les canaux biliaires se dilatent suffisamment pour donner passage à des calculs volumineux. Or, au centre de l'épi rendu par ma malade, il en est deux de dimensions assez considérables. Je n'irai pas plus loin sans ajouter que la principale cause de l'anasarque et de l'ascite a dû être l'obstacle à la circulation veineuse-abdominale constitué par cet amas de calculs.

Reste maintenant à se demander à quelle époque les concrétions sont arrivées dans l'intestin. Y ont-elles fait leur entrée une à une, par peloton ou en colonne compacte? Voici ce que je présume : distendue de tous côtés par les corps durs dont elle était encombrée, la vésicule, ainsi que je le disais il y a un instant, se serait perforée dans son point d'adhérence avec le colon, et par cette crevasse tous auraient déménagé au même instant dans l'intestin; si ce n'est réunis en épi, du moins en file et comme en procession à rangs très-serrés, les plus volumineux marchant au centre, ainsi que le donne à penser leur place au milieu de l'épi. Comment songer qu'il eût pu en être autrement? Voudrait-on que ces pierres eussent été expulsées de la vésicule peu à peu et à de longs intervalles? Mais alors en quel point de l'intestin eussent-elles été se blottir et se donner rendez-vous? Les purgatifs administrés pendant un mois ne seraient-ils pas allés les chercher dans leur retraite et les forcer à la quitter pour les entraîner avec eux? Or, c'est ce qui n'est point advenu, car, pendant tout ce temps, jamais dans les selles n'a été observée la moindre concrétion. Cette explication paraîtra d'autant plus acceptable, qu'on voudra bien se rappeler le fait, cité par notre excellent et illustre Boyer, de cette femme de 50 ans, souffrant depuis longtemps de violentes douleurs dans l'hypocondre droit, et chez laquelle survint un abcès qui, s'étant ouvert en dehors, laissa un ulcère fistuleux par lequel sortirent plus de quatre cents pierres biliaires, sans que d'ailleurs la santé fût troublée.

Si actuellement on veut savoir ce qu'est devenue l'ouverture de communication de la vésicule avec l'intestin, je dirai qu'il me paraît possible qu'elle se soit fermée; car je trouve encore dans Boyer que la crevasse de cet organe par laquelle un calcul biliaire s'est glissé dans les parois abdominales, peut se cicatriser par adhérence.

J'arrive au point important et pratique, au traitement. Faut-il attribuer à la diète de boissons, à l'alimentation lactée et au suc d'oignons l'expulsion des calculs et de plus la disparition de l'ascite et de l'anasarque, symptômes qui n'auraient fait que s'aggraver durant l'emploi des boissons diurétiques et des purgatifs? La question est aussi difficile que digne d'intérêt.

Certes, je suis loin de vouloir invoquer le vicieux raisonnement : *post hoc ergo propter hoc*. Toutefois, comme ce ne sont pas les hypothèses qui guérissent, mais bien la thérapeutique dont l'expérience a démontré l'efficacité, j'appelle, d'une façon toute particulière, l'attention de mes confrères sur les phénomènes dont j'ai été témoin et qu'ils connaissent ; et afin de les engager à expérimenter comme moi en semblable occurrence, je leur soumets très-sincèrement les raisons qui ont déterminé ma façon d'agir.

Prendre trois soupes au lait par jour, manger un peu d'oignon après chaque soupe, s'abstenir de toute boisson, tel est, on se le rappelle, le traitement préconisé par le docteur Serres, d'Alais, pour combattre surtout l'anasarque générale, quelle qu'en soit la cause. Ce traitement, je l'ai prescrit à ma malade avec la modification suivante : au lieu de faire manger l'oignon, j'en ai ordonné le suc à la dose régulière de trois cuillerées à bouche (soit 45 grammes), une cuillerée avant chaque soupe au lait. Ceci remémoré, si l'on réfléchit à ce qui se passe dans l'anasarque, dans l'ascite ; si l'on considère l'exubérance des liquides, imbibant tous les tissus, pénétrant dans toutes les mailles du tissu cellulaire, remplissant toutes les cavités séreuses, on se demande si la diète de boissons ne répond pas à une indication urgente, et si ne plus fournir d'eau à un organisme qui déjà en est inondé n'est pas un moyen rationnel et radical d'empêcher le flot de monter. Contrairement à l'opinion de Bacher qui voulait satisfaire la soif des hydropiques, Vogel n'avait-il pas raison en recommandant de leur donner très-peu à boire ? Enfin, n'est-il pas physiologique d'admettre que, par le fait de cette privation de boissons, l'absorption suspendue est réveillée et vient faire contrepoids à l'exhalation ? Si à cette diète on ajoute l'action d'une substance excitant les fonctions uropoiétiques ; si, trouvant dans le suc d'oignon un diurétique, un hydragogue puissant, on obtient de son administration à la dose indiquée une évacuation d'urine abondante et facile ; si, enfin, le régime lacté exclusif, nourriture première de l'homme, est favorablement accueilli par l'organisme malade, et vient doucement et sans secousse rompre les habitudes d'une alimentation souvent trop complexe et peu hygiénique, pour le réparer peu à peu et le faire renaître à la vie ; par tous ces motifs, ne pensera-t-on pas que de cet ensemble de moyens bien faciles et fort simples, quoique extraordinaires au premier coup d'œil, pourront naître des résultats inespérés ? Le docteur Serres assure qu'entre ses mains il s'en est produit de tels. Que mon observation soit jugée comme on l'entendra ; toujours est-il qu'elle ne prouvera jamais contre le traitement dont il est question ; même pour les plus sceptiques, elle montrera toujours qu'il est complètement innocent, et c'est bien quelque chose ; car, dans tous les cas douteux, le *primo non nocere* est le premier précepte à suivre.

Je sais bien que les causes de l'anasarque et de l'ascite résidant le plus souvent dans les obstacles de la circulation, on pourra m'objecter que ces causes ne seront pas détruites par le traitement dirigé contre leurs effets.

Sans doute, répondrai-je, comme toutes les autres ; cette médication aura ses insuccès ; causes et effets lui résisteront trop souvent ; mais qu'importe ? En face d'ennemis redoutables, pourquoi refuser des armes qui peuvent quelquefois les vaincre ? Est-ce que l'arsenal thérapeutique est jamais trop riche ? Et puis, connaissons-nous bien toujours la nature des causes de l'hydropisie ? Dans le cas actuel, par exemple, qui l'aurait diagnostiquée ? Partant, dois-je me repentir d'avoir attaqué directement les symptômes qui me paraissaient menacer les jours de ma malade ? Ce traitement, sous l'influence duquel la sécrétion et l'excrétion urinaires ont été augmentées rapidement ; qui, au bout de dix jours, a produit une diminution manifeste de l'anasarque et de l'ascite ; ce traitement, dis-je, n'a-t-il pas diminué aussi la gêne, la compression exercée par les liquides sur l'organe détenteur des calculs ; et, par suite, leur route à parcourir pour se rendre dans l'intestin ne s'est-elle pas ouverte devant eux plus libre et plus facile ? De cette façon enfin, en détruisant l'effet en partie, nos moyens n'ont-ils pas contribué à faire disparaître la cause ? Pourquoi non ? Est-ce que nous n'agissons pas chaque jour dans ce but, alors qu'en présence d'une épine trop profonde, nous commençons par combattre l'engorgement des tissus et l'inflammation qu'elle a produite, pour en favoriser la sortie ?

Ici se terminent ces quelques lignes, simplement écrites dans le but unique de faire connaître dans tous ses détails un de ces cas excessivement graves dans lesquels la nature médicatrice, agissant merveilleusement à notre insu, opère en temps et lieu des phénomènes inespérés. Heureux lorsqu'en ces maladies dangereuses, *incertæ sedis*, nous ne contrarions pas ses vues par des médications intempestives; plus heureux encore lorsqu'il nous est donné de l'aider et de partager avec elle les honneurs et les joies d'une guérison! Espérons avoir ce bonheur, en ayant toujours foi en elle, même en présence des symptômes les plus alarmants; si parfois nous sommes effrayés et découragés à la pensée des lésions organiques que nous a révélées l'anatomie pathologique de certaines affections, ne perdons jamais de vue cette force conservatrice qui protége l'homme contre les causes de destruction qui l'assiégent, et en triomphe souvent.

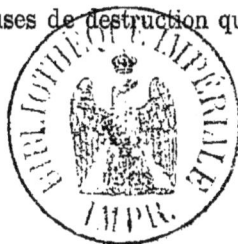

www.ingramcontent.com/pod-product-compliance
Lightning Source LLC
Chambersburg PA
CBHW050432210326
41520CB00019B/5891